DÉLIRE

DES

EPILEPTIQUES

Par JOSEPH TISSOT,

Ancien fondateur et directeur d'hospices d'aliénés, et auteur de
la *Folie et du Délire* et du *Nouveau traité du délire et de ses
variétés* ou *Théâtre des folies humaines.*

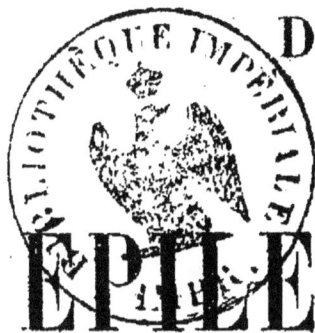

PRIX : 50 CENTIMES.

SE VEND A PARIS,

Au profit et pour la défense des pauvres aliénés.

1856

TABLE DES MATIÈRES.

QUELQUES MOTS PRÉLIMINAIRES.

On a publié, dans ces derniers temps, une quantité énorme de gros livres sur l'épilepsie ; mais comme nonobstant l'Evangile, *la bonne nouvelle*, les médecins, en général matérialistes, ont méconnu ou ignoré la véritable cause surnaturelle de cette maladie, les auteurs qui en ont traité n'ont enfanté que des nuages et des ténèbres. Nous indiquons ici, dans cet opuscule, la véritable cause et les véritables remèdes à employer pour obtenir la guérison de la plus cruelle et la plus terrible des maladies qui affligent l'humanité, et nous sommes assurés que c'est le progrès véritable et le plus avancé qui ait jamais été fait en médecine sur ce sujet qui intéresse si essentiellement l'humanité souffrante.

DÉLIRE DES ÉPILEPTIQUES D'APRÈS LES ÉVANGÉLISTES.

« Seigneur, disait un homme parlant à Jésus, je vous ai amené mon fils, *qui est possédé d'un Esprit malin qui le rend muet.* Regardez-le en pitié, je vous supplie ; car je n'ai que ce seul enfant : *il souffre beaucoup : il tombe souvent dans l'eau et souvent dans le feu. Quand l'Esprit malin se saisit de lui, et en quelque lieu qu'il le prenne, il lui fait tout d'un coup jeter de grands cris ; il le renverse par terre ; il l'agite par de violentes convulsions, et il le tourmente de telle sorte, que l'enfant écume, grince des dents et devient tout sec.*

» Je l'ai présenté à vos disciples et les ai priés de chasser le démon, mais ils ne l'ont pu. Si vous pouvez quelque chose, ayez compassion de nous et secourez-nous. Jésus lui dit : *Si vous pouvez croire, toutes choses sont possibles à celui qui croit.* Cet homme lui répondit : *Je crois, Seigneur ; mais aidez-moi à vaincre mon incrédulité.*

» Jésus, touché de compassion, lui répondit : Amenez-moi ici cet enfant. Et comme l'enfant s'approchait, il n'eut pas plutôt vu Jésus, que l'Esprit malin commença à *l'agiter avec violence et le jeta par terre, où il se roulait en écumant.* Mais Jésus voulant faire connaître la grandeur du miracle qu'il allait faire à raison de l'ancienneté de la possession, demanda au père de l'enfant : Combien y a-t-il que cela lui arrive ? *Dès son en-*

fance, dit le père. *Le démon l'a souvent jeté tantôt dans le feu et tantôt dans l'eau pour le faire périr.*

» Jésus voyant que le peuple accourait en foule pour être témoin de ce qu'il allait faire, parla avec menaces à l'Esprit impur et lui dit : *Esprit sourd et muet, sors du corps de cet enfant, et n'y rentre plus, je te le commande.*

» Alors *cet Esprit*, jetant de *grands cris et s'a-gitant avec beaucoup de violence, sortit, et l'en-fant demeura comme mort*, de sorte que plu-sieurs disaient qu'il était mort. Mais Jésus l'ayant pris par la main et le soulevant, il se leva. Et il fut guéri au même instant, et Jésus le rendit à son père.

» Tous ceux qui étaient présents furent éton-nés de la grande puissance de Dieu dont Jésus était revêtu.

» Et lorsque Jésus fut rentré dans la maison, ses disciples le vinrent trouver en particulier, et lui demandèrent : Pourquoi n'avons-nous pu chasser ce démon? Jésus leur répondit : C'est à cause de votre incrédulité et de votre peu de foi ; et de plus, *c'est que ces sortes de démons ne peu-vent être chassés par nul autre moyen que par la prière et par le jeûne.* » (*Concorde des quatre Evangélistes*, ch. LXIII).

Le texte de l'Evangile que je viens de trans-crire ici renferme tout ce qu'il est nécessaire de savoir sur la nature, la véritable cause du délire épileptique et sur les véritables remèdes à em-ployer pour le guérir.

D'abord, c'est un Esprit malin qui surprend et saisit un enfant, et en quelque lieu qu'il le prenne il lui fait jeter de grands cris et tomber souvent dans l'eau et souvent dans le feu; il le renverse par terre, l'agite par de violentes convulsions et le tourmente de telle sorte que l'enfant écume, grince des dents et devient tout sec.

Un spectacle si affreux, si lamentable pour un père qui voit son enfant dans cet état et en proie au malin esprit, ne doit-il pas le navrer de douleur et le porter à imiter l'exemple de ce bon père qui vient trouver Jésus, qui lui amène et lui présente son enfant, et le prie avec instance d'avoir compassion de lui et de chasser l'Esprit malin qui le possède et le tourmente?

Eh ! que faut-il que fasse ce bon père pour obtenir la guérison de son enfant?

Il faut qu'il *sache*, qu'il *croie* que son enfant est possédé par un Esprit malin, et que Dieu seul, qui est tout-puissant et miséricordieux, peut le délivrer; que toute la thérapeutique des médecins est impuissante pour cela; qu'elle ne peut qu'aggraver son mal et le rendre stationnaire et incurable; qu'il en est de même des magiciens, des sorciers, des charlatans, des magnétiseurs, etc., etc., et de tous les faux remèdes idolâtriques, magiques ou superstitieux, comme les talismans, les amulettes, les médailles, les reliques, les pèlerinages, les prières et les jeûnes superstitieux et idolâtriques.

Il faut qu'il sache, ce bon père, que son enfant est possédé par un Esprit malin des plus méchants, et que ces sortes de démons ne peuvent être chassés par nul autre moyen que par *la prière et le jeûne évangéliques* (1).

Il faut qu'il *sache* et qu'il *croie*, parce que *toutes choses sont possibles à celui qui croit.*

Enfin, il faut qu'il croie à l'Evangile, aux paroles du Christ; qu'il demande souvent à Dieu le pardon de ses péchés, des péchés contraires à la morale évangélique, et non pas selon telle ou telle religion idolâtrique (2); il faut qu'il pratique les vertus évangéliques purement et simplement comme les véritables chrétiens des deux premiers siècles, sans aucun mélange d'idolâtrie ni de superstitition, et qu'il *croie*, qu'il espère que Dieu lui accordera la guérison de son enfant, ou tout de suite complétement, ou peu à peu, ou qu'il le retirera dans le ciel par une mort douce, tranquille et évangélique pour le délivrer des dangers et des souffrances de ce bas monde, car Dieu seul sait ce qui sera le meilleur.

Il faut que quelle que soit la longueur de l'attente, le bon père ne désespère jamais, car son mérite et sa récompense seront d'autant plus magnifi-

---

(1) Toutes les religions idolâtriques ont des prières, des jeûnes et des abstinences diverses qui n'ont rien de commun avec l'Evangile.

(2) Toutes les religions idolâtriques ont des péchés différents : elles font non-seulement des péchés de ce qui ne l'est pas, mais permettent et commandent quelquefois des crimes, des pillages, des massacres et des homicides.

ques, que son attente aura été plus longue et son espérance plus ferme.

Enfin, tout cela est nécessaire à *savoir* et à *croire*, parce que l'Evangile, *la bonne nouvelle*, est la vérité même, et que le divin Jésus, sagesse éternelle, n'a pu ni se tromper, ni vouloir tromper.

Au surplus, ce que je dis ici est fondé sur ma propre expérience, ayant passé plus de quarante ans à diriger, soigner, servir et guérir les épileptiques et les pauvres aliénés.

ACTION ET POUVOIR DES ESPRITS MALINS RÉPANDUS DANS L'AIR.

L'action et le pouvoir des Esprits malins répandus dans l'air se manifestent également dans les hommes, dans les animaux, les végétaux et les corps inertes.

Les exorcistes de toutes les religions, les magiciens, les prestidigitateurs, les magnétiseurs athées ou matérialistes, les tourneurs de tables mouvantes et parlantes, tous ceux qui exercent la divination par le moyen des chèvres, des poulets, des escargots, de la baguette divinatoire, etc., obtiennent par leur volonté et leurs cérémonies et par l'intervention occulte ou manifeste des Esprits de malice répandus dans l'air, des phénomènes surnaturels et épileptiques, et les font cesser à volonté, les Esprits de malice qui opèrent voulant bien leur obéir pour tromper et halluciner tout le monde.

Il est certain, au surplus, que par le pouvoir

et l'action qu'exercent les Esprits malins répandus dans l'air, sur tous les corps de la nature,
les hommes, les femmes, les enfants, les animaux, les végétaux, les corps inertes peuvent
devenir épileptiques. L'observation et l'expérience dans tous les siècles et dans tous les pays
de l'univers, l'ont prouvé et le prouvent encore.

Pour expliquer ces phénomènes surnaturels et
leur donner un sens religieux et prophétique,
les anciens Romains instituèrent une classe de
prêtres que l'on appelait *augures* et dont Cicé-
ron fit partie.

L'extase, la catalepsie, le somnambulisme, la
danse de Saint-Guy, les accès de fièvre intermittente, etc., ne sont réellement que des ano-
malies de l'épilepsie.

Les pythonisses des anciens, qui rendaient des
oracles, n'étaient autres que des possédées épileptiques, extatiques, cataleptiques ou somnambules, ainsi que tous les prophètes et prophétes-
ses de toutes les religions idolâtriques.

Les épileptiques, les extatiques, les cataleptiques, les somnambules, tous les délirants, enfin
(voyez *Nouveau Traité du délire et de ses variétés*) devinent les choses cachées, révèlent les
choses secrètes, même les pensées les plus inti-
mes des personnes présentes ou absentes, prononcent des oracles, prophétisent l'avenir, parlent des langues qu'ils n'ont point apprises et
qu'ils n'ont jamais entendu parler, prononcent
des discours avec une énergie et une éloquence
surhumaines, en vers ou en prose ; leurs forces

1.

physiques sont quelquefois décuplées, et leur adresse, leur dextérité sont souvent merveilleuses, et dans tous ces faits, le délire étant complet, les épileptiques, les extatiques, les cataleptiques, les somnambules, pas plus que les tables mouvantes et parlantes, et les baguettes divinatoires, n'ont conscience de leurs paroles et de leurs actes.

Néanmoins, il est souvent des cas où l'attaque d'épilepsie étant faible et incomplète, comme dans la danse de Saint-Guy, les accès de fièvre intermittente, etc., la possession et le délire sont incomplets ou partiels.

Et tous ces faits, qui ont été observés, expérimentés dans tous les pays du monde, depuis les siècles les plus reculés jusqu'à maintenant, par des myriades de témoins oculaires, savants et ignorants, je les ai vus et observés moi-même pendant quarante ans dans les hospices d'aliénés que j'ai fondés et dans tous les pays que j'ai parcourus. Au surplus, dit le savant médecin Frédéric Hoffmann, quand les faits parlent, la raison doit se taire.

ATTAQUES D'ÉPILEPSIE.

Les Esprits malins répandus dans l'air, qui produisent les attaques d'épilepsie, varient leurs opérations et donnent au délire épileptique toutes sortes de formes, selon les circonstances qui se présentent et le but qu'ils se proposent.

Ainsi, lorsqu'un démon des plus méchants *surprend, saisit* brusquement un homme, une femme, un enfant, il pousse ordinairement un grand cri, un cri sinistre et effrayant, le jette à terre, lui convulsionne les nerfs, les muscles et tout le corps, l'agite violemment, lui pousse le sang à la tête, le fait écumer et grincer des dents, lui change la physionomie et les traits du visage, qu'il rend hideux et effrayants, avec les yeux vitreux ou un regard sinistre : il le jette tantôt dans l'eau, tantôt dans le feu pour l'estropier ou le faire périr.

Dans cet état et pendant toute la durée de l'accès, la possession est complète, le délire est complet : l'insensibilité à toute espèce de douleur est aussi complète. L'épileptique, pendant l'accès, n'a conscience ni de ses paroles ni de ses actes. C'est le démon qui le possède, qui pousse des cris par son organe et qui remue et agit par ses membres, par ses organes, et non son âme.

C'est là le plus haut degré de l'épilepsie et l'état le plus dangereux et le plus déplorable dans lequel l'homme puisse tomber, et les démons qui produisent ces terribles accès sont de ceux que l'on ne peut chasser *par aucun autre moyen que par la prière et par le jeûne*, d'après les paroles du divin Jésus.

Mais pour tromper et halluciner les médecins matérialistes, les Esprits malins commencent quelquefois l'attaque par une sorte de fourmillement qui se fait sentir au bout d'un orteil ou d'un doigt, que les médecins hallucinés appellent *aura epileptica*, vapeur épileptique, qui monte peu à peu vers la tête, où la prétendue vapeur étant arrivée, produit ordinairement un violent accès d'épilepsie. Par cette ruse, les démons qui hallucinent les médecins matérialistes leur font croire que, pour guérir ce mal, il faut amputer l'orteil ou le doigt où commence l'accès, et par ce moyen ils font estropier malheureusement nombre d'épileptiques.

Une autre ruse qu'emploient les Esprits malins pour tromper, halluciner les médecins et tout le monde, c'est de renouveler et reproduire les attaques et les accès d'épilepsie périodiquement, à certaines phases de la lune, pour faire croire que la maladie a pour cause l'influence de la lune, et alors on donne le nom de *lunatique* à l'épileptique dans lequel ce phénomène surnaturel se manifeste. Quoique la ruse remonte aux siècles antiques, cela n'empêche point que des médecins de ces derniers temps, parmi lesquels se trouve Fodéré, se laissent encore halluciner par cette ruse.

Du reste, les variations que les Esprits malins manifestent et opèrent dans le délire épileptique, selon les circonstances qui se présentent et le but qu'ils se proposent, sont innombrables. Ainsi, les uns sont jetés rudement à terre, roides comme des barres de fer en poussant des cris perçants et sinistres, les autres restent debout et en silence; les uns marchent, les autres courent; les uns dansent, chantent ou font des gestes, des grimaces, des obscénités et des bouffonneries; il en est que les Esprits malins rendent aliénés, idiots, crétins, paralytiques, sourds,

muets, sales, *gâteux*, pour les faire empoisonner,
torturer et tuer par les médecins matérialistes
qui font des expériences, ou assassiner par les
domestiques chargés de les soigner et de les servir. Le spectacle que présentent ces infortunés
réunis dans ce qu'on appelle le quartier des
gâteux des hospices d'aliénés, est affreux, dé-
chirant et tout à fait lamentable. (Voyez : *Cris
de détresse en faveur des pauvres aliénés*.)

DIVERS NOMS DONNÉS A LA POSSESSION ÉPILEPTIQUE.

Les médecins modernes lui donnent générale-
ment le nom d'épilepsie.

Le mot *épilepsie*, dérivé du grec, signifie *qui
saisit, qui surprend.*

Les Hébreux et les chrétiens des premiers
siècles ont appelé les épileptiques *possédés*.

Hippocrate, Arétée et d'autres médecins de
l'antiquité païenne donnèrent à l'épilepsie le
nom de *maladie sacrée*, reconnaissant que la
cause avait quelque chose de divin, de surnaturel qu'ils attribuaient à leurs dieux.

Les Romains l'appelaient maladie comitiale,
morbus comitialis, parce que lorsqu'ils étaient
assemblés en comices sur la place publique, si
quelqu'un d'entre eux était frappé d'une attaque
d'épilepsie, l'assemblée était aussitôt dissoute,
considérant cet accident comme étant de mau-
vais augure.

En France, le peuple l'a appelé *haut-mal*,
parce que cette maladie affecte particulièrement
la tête qui est la partie du corps la plus élevée ;

mal-caduc du mot latin *cadere*, tomber ; *mal de Saint-Jean*, parce qu'on invoquait saint Jean-Baptiste pour la guérison des maux de tête, etc.

VÉRITABLE CAUSE DE L'ÉPILEPSIE.

La véritable cause de l'épilepsie, la cause immédiate de cette terrible maladie, comme l'enseigne l'Evangile, c'est l'action et le pouvoir des Esprits de malice répandus dans l'air.

Cette opinion, qui est appuyée sur l'Evangile et les paroles du Christ, sur les observations et l'expérience de tous les médecins éclairés et consciencieux, des théologiens de toutes les religions et l'assentiment de tous les peuples de l'univers, ne saurait être révoquée en doute.

Les causes qui disposent à l'épilepsie et donnent pouvoir aux Esprits malins, sont :

La pratique des cultes idolâtriques, la pratique des opérations magiques, la pratique de l'athéisme et du scepticisme, et tous les péchés contraires aux véritables principes évangéliques ; et il ne faut pas oublier que les péchés des pères sont souvent la cause des maladies de leurs enfants. Il faut savoir aussi que l'épilepsie n'est point héréditaire, n'étant produite par aucune cause, ni lésion matérielle des organes. (Voyez : *Nouveau Traité du délire et de ses variétés.*) Il faut savoir encore que l'épilepsie, comme la cécité de l'aveugle-né de l'Evangile, peut avoir lieu pour manifester la gloire de Dieu, et sans péché.

Les causes fausses, fallacieuses, imaginaires

ou réelles, morales ou physiques dont les Esprits malins se servent pour cacher leurs voies, sont certaines phases de la lune, des impressions subites de la peur, de la frayeur, de la joie, des chutes, des coups, des blessures à la tête, etc., et la plupart de ces accidents, ce sont les mêmes Esprits malins répandus dans l'air qui les suscitent.

Les intermittences, quelquefois très longues, sont inexplicables par les causes naturelles.

Les Esprits malins prédisent quelquefois par l'organe des épileptiques et des somnambules en délire complet, des attaques d'épilepsie pour une époque éloignée, et indiquent le jour et l'heure fixes auxquels ces attaques auront lieu, parce que ce sont eux-mêmes qui les opèrent.

Lorsque l'Esprit malin commence l'attaque par le bout d'un orteil ou d'un doigt, il faut incontinent invoquer le secours de Dieu, avec foi, par la prière, et n'avoir ni crainte, ni peur, et l'Esprit malin abandonne alors l'orteil ou le doigt dont il s'était emparé, et l'attaque violente et générale n'a point lieu.

UNE VARIÉTÉ DE L'ÉPILEPSIE, OBSERVÉE ET RAPPORTÉE PAR LE CÉLÈBRE CHIRURGIEN AMBROISE PARÉ.

« Il y a quelques années, dit-il, qu'un gentilhomme, par intervalle de temps, tombait en certaines convulsions, ayant tantôt le bras gauche, tantôt le bras droit, tantôt un seul doigt, tantôt une cuisse, tantôt toutes deux, tantôt l'épine du dos et tantôt tout le corps, si soudai-

nement remués et tourmentés par ces convulsions, qu'à grande peine quatre valets pouvaient
le contenir au lit. Or, il arrivait que pendant
ces convulsions le cerveau n'était nullement
affecté, l'esprit nullement troublé, et les sens
étaient en bon état, même au plus fort de ces
convulsions. Il était travaillé deux fois par jour
de telles convulsions, et sitôt qu'elles avaient
cessé, il se portait bien, excepté qu'il se trouvait
fatigué et rompu à cause du tourment qu'il avait
souffert.

» Tout médecin instruit eût pu juger que
c'était une vraie épilepsie, si, avec cela, les sens
et l'esprit eussent été troublés. Tous les plus
savants médecins qui furent appelés jugèrent que
c'étaient des convulsions approchant de fort près
de l'épilepsie, et que la cause était une vapeur
maligne, enclose dans l'épine du dos, qui s'épan-
chait seulement dans les nerfs qui ont leur origine
dans la moëlle épinière, sans affecter le cerveau.
Ce jugement arrêté sur la cause de la maladie,
il ne fut rien oublié de tout ce que commande
l'art, pour soulager ce malade. Mais en vain
nous fîmes pour cela tous nos efforts, étant à
plus de cent lieues de la cause de la maladie ;
car, le troisième mois suivant, nous découvrîmes
que c'était un démon qui était l'auteur de ce
mal, ce démon se manifestant par la bouche du
malade, qui parlait grec et latin à foison, quoiqu'il ne sût pas un mot du grec : il découvrait les
secrets des personnes présentes et principale-
ment des médecins, se moquant d'eux, parce

qu'avec grand danger, il les avait circonvenus, et et qu'avec des médecines inutiles, ils avaient presque fait mourir le malade. » (Œuvres d'Ambroise Paré, édition in-folio, page 1045.)

Le célèbre médecin Fernel et grand nombre d'autres rapportent des faits semblables ou analogues.

GUÉRISONS FALLACIEUSES.

Les guérisons fallacieuses sont celles qui ont lieu ensuite des pratiques magiques, idolâtriques ou superstitieuses employées pour les obtenir, ou ensuite des faux remèdes absurdes, barbares et atroces employés par les médecins, et qui n'ont aucun rapport avec la véritable cause de la maladie. Les Esprits de malice répandus dans l'air cessent dans ce cas de produire la maladie, dans le but de maintenir et propager l'idolâtrie, la magie et les superstitions, ou de faire torturer, empoisonner et tuer les malades. C'est là tout le secret des guérisons fallacieuses.

L'historien Flavien Josèphe raconte ce qui suit : « J'ai vu, dit-il, un Juif nommé Eléazar, qui, en la présence de l'empereur Vespasien, de ses fils et de plusieurs de ses capitaines et soldats, délivra plusieurs possédés. Il attachait au nez du possédé un anneau dans lequel était enchâssée une racine dont Salomon se servait à cet usage, et aussitôt que le démon l'avait sentie, il jetait le malade par terre et l'abandonnait. Il récitait ensuite les mêmes paroles que Salomon avait laissées par écrit, et en faisant mention de ce prince il dé-

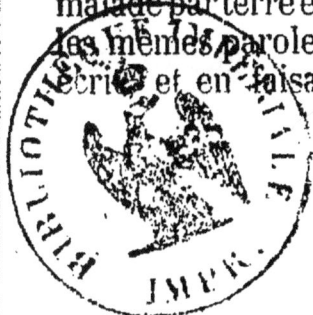

fendait au démon de revenir. Mais pour faire encore mieux voir l'effet de ses conjurations, il rem-
plit une cruche d'eau et commanda au démon de
la jeter par terre pour faire connaître par ce signe qu'il avait abandonné ce possédé, et le démon
obéit. (Flavien Josèphe, *Histoire des Juifs*, lib.
VIII, ch. 2.)

Il n'y a pas de doute que les pratiques du Juif
Eléazar étaient magiques, et que les guérisons
qu'il opérait par ce moyen étaient fallacieuses,
le démon jouant la comédie pour maintenir et
propager l'idolâtrie de Salomon et de Vespasien.

On a attribué aux rois d'Angleterre le pouvoir
de guérir les épileptiques par le *toucher*, et aux
rois de France les écrouelleux. Il est certain que
quelques guérisons ont eu lieu par ce moyen ;
car ces guérisons sont attestées par des auteurs
médecins et chirurgiens qui en ont été témoins ;
mais il n'est pas douteux que ces guérisons ont été
fallacieuses et l'œuvre des démons répandus dans
l'air, lesquels ont constamment pour but de maintenir et propager toutes les idolâtries et toutes les
superstitions.

Les magnétiseurs guérissent aussi par leur volonté et leurs cérémonies magiques quelques épileptiques, mais dans ce cas les guérisons fallacieuses opérées par les démons répandus dans
l'air, auxquels les magnétiseurs servent d'instru-
ments sans le savoir, ont pour but de maintenir
et propager l'athéisme, le scepticisme et le ma-
térialisme.

Les sorciers, les sorcières, les magiciens, vrais

ou faux, ainsi que les prêtres idolâtres, guérissent également par des moyens magiques, idolâtriques et superstitieux quelques épileptiques ; mais les démons qui, dans ce cas, opèrent ces guérisons fallacieuses, ont pour but de maintenir et propager la magie, l'idolâtrie et les superstitions.

Les médecins athées, matérialistes, charlatans ou fanatiques guérissent aussi, par de faux remèdes, absurdes, barbares et atroces, quelques épileptiques, mais, dans ce cas, ces rares guérisons fallacieuses opérées par les démons n'ont d'autre but que de faire torturer, empoisonner, tuer par ces moyens les infortunés épileptiques qui ont le malheur de tomber entre leurs mains.

GUÉRISONS FALLACIEUSES PAR LE SANG DES SUPPLICIÉS.

Le journal *le Siècle* du 12 octobre 1846 rapporte ce qui suit : .

« Il existe à Bélem, province du Para, au Brésil, un médecin qui prétend guérir l'épilepsie en faisant boire aux personnes qui en sont attaquées du sang humain encore chaud. Chaque fois qu'une exécution a lieu il dispose ses malades épileptiques dans un endroit voisin du supplice, et leur fait prendre un verre de sang à peine échappé des veines du patient. Il prétend que ce remède lui a réussi, et il a rédigé un écrit dans lequel il fait valoir et développe sa théorie. »

Ce prétendu remède barbare et atroce, jadis ordonné par les démons, parlant par l'organe des prêtres extatiques ou épileptiques dans les temples d'Esculape et de Sérapis, est encore en usage dans beaucoup de pays, et c'est avec juste raison que Minutius Félix, dans son *Octavius*, l'a reproché aux démons ; car les démons répandus dans l'air sont toujours avides de sang humain. Les quelques guérisons qui suivent l'administration de ce faux remède sont fallacieuses et diaboliques : c'est une ruse des démons pour tromper les médecins et tout le monde. Les victimes humaines égorgées autrefois sur les autels par les mains des prêtres, les horribles spectacles des malheureux gladiateurs forcés, les jours de fêtes idolâtriques, de s'entr'égorger dans l'arène de Rome, et le spectacle encore plus horrible des *autodafés* du moyen âge, étaient aussi l'œuvre des démons répandus dans l'air qui hallucinent et fanatisent tous les idolâtres, et les portent à commettre les plus horribles cruautés en leur faisant trouver du plaisir à voir souffrir les créatures humaines.

DE LA MORT DES ÉPILEPTIQUES.

L'état le plus grave des épileptiques est lorsque l'épilepsie est compliquée de démence, d'idiotisme, de crétinisme. Néanmoins les épileptiques ne sont jamais incurables, quels que soient leur état et la gravité de leur maladie, par la raison que la puissance et la miséricorde de Dieu sont infinies.

Le divin Jésus nous en donna d'ailleurs la preuve en guérissant l'enfant épileptique de l'Evangile que le démon rendait dément, idiot, crétin, sourd et muet depuis sa naissance.

En demandant à Dieu la guérison de ces infortunés par la prière et le jeûne, et avec foi, confiance et persévérance, on est assuré d'obtenir pour eux ce qui est le meilleur, savoir, une prompte et complète guérison, ou des soulagements, ou autrement, comme je l'ai déjà dit : Dieu, toujours bon et miséricordieux, les retire dans le ciel par une mort douce, tranquille et évangélique, afin de les délivrer des dangers et des souffrances de ce bas monde.

Mais il arrive quelquefois que les épileptiques qui jouissent de leur raison et de leur libre arbitre, hors les accès et pendant les intermittences, ignorant ou méconnaissant la nature et la véritable cause de leur maladie, négligent la prière et la pratique des vertus évangéliques, et alors se trouvant tentés de tristesse et de désespoir s'abandonnent au suicide, où autrement les Esprits malins qui les obsèdent les font noyer, ou les précipitent dans le feu ou dans quelque abîme, ou les tuent par apoplexie sanguine, en poussant violemment le sang au cerveau, ou par apoplexie séreuse en y poussant des sérosités, ou par apoplexie nerveuse en les asphyxiant.

Les prières et les jeûnes superstitieux et idolâtriques sont inefficaces pour prévenir ces accidents fâcheux.

ACCÈS DE FIÈVRE, COMME ANOMALIE ÉPILEPTIQUE.

L'historien Valère Maxime, liv. 1, ch. 8, rapporte le fait suivant :

« Antipater, poète de Sidon, avait tous les ans

un accès de fièvre, et c'était le jour où il était né. Il parvint à une extrême vieillesse et mourut précisément le jour de cet accès périodique, qui était l'anniversaire de sa naissance. »

Sans doute, il est impossible d'expliquer une pareille intermittence par les causes naturelles ; mais les Romains étaient si convaincus que la fièvre était surnaturelle qu'ils l'avaient mise au nombre des dieux qu'ils adoraient. La fièvre ainsi divinisée eut son temple à Rome, et des prêtres et des moines pour le service de son culte.

Dans la Chine et au Thibet, les prêtres bouddhistes, convaincus, par l'observation et l'expérience, que les accès de fièvre intermittente ont pour cause l'opération des démons, emploient les exorcismes pour chasser les démons qui obsèdent les fiévreux. C'est ce que rapporte l'abbé Huc, missionnaire lazariste, dans l'ouvrage qu'il a publié ayant pour titre : *Souvenirs d'un voyage dans la Tartarie, le Thibet et la Chine.*

Les médecins de tous les pays ont publié d'innombrables et très gros traités sur la fièvre, mais tous ces gros livres, ces innombrables volumes, ne renferment réellement que des nuages et des ténèbres. Voici, d'ailleurs, ce qu'en dit un médecin de ces derniers temps, savant théoricien et habile praticien.

« La fièvre, dont on me dispensera de donner la définition, est, sans contredit, la maladie la plus commune et celle dont on a le plus traité : cependant, je ne crains pas de dire qu'elle n'est pas mieux éclaircie, parce que la plupart de ceux qui en ont fait le sujet de leurs écrits n'ont guère suivi que leurs idées et leurs hypothèses. Je ne suis pas même éloigné de penser, avec plusieurs savants médecins, qu'on parviendra difficilement à débrouiller *ce chaos, si l'on n'abandonne presque tout ce qui a été dit jusqu'à présent, pour travailler d'après l'observation, à nouveaux frais.* » (Lieutaud. *Précis de médecine pratique*, tome 1er.)

D'ailleurs, comment les démons, qui donnent les violentes attaques d'épilepsie, qui bouleversent dans l'homme la circulation et tout l'organisme, n'auraient-ils pas le pouvoir de produire périodiquement et sans cause naturelle, et avec des intermittences plus ou moins longues, des accès de fièvres qui n'en sont que des diminutifs ?

Il est vrai que dans les accès de fièvre, comme dans les attaques d'épilepsie, les Esprits malins qui les produisent cachent souvent leurs voies et leurs opérations sous l'apparence de causes fausses et imaginaires, ou réelles et naturelles et physiques qu'ils suscitent ou qui se trouvent à leur disposition, comme la prétendue influence de la lune, les émanations miasmatiques, marécageuses et autres ; mais les intermittences parfois très longues, comme celle que nous avons rapportée du poète Antipater, et la périodicité des attaques et des accès à jour et à heure fixes, d'une époque éloignée, quelquefois même prédite d'avance par les démons eux-mêmes, parlant par l'organe des somnambules ou des épileptiques, prouvent évidemment que les causes naturelles, physiques ou morales, ne sont pas les véritables causes de la fièvre, pas plus que de l'épilepsie. Ce que je dis ici est certainement un très grand progrès en médecine, puisque, comme le fait observer le savant médecin Lieutaud, tout ce que les auteurs médecins ont publié sur la fièvre n'a produit que des ténèbres, et que, pour en débrouiller le chaos, il faut abandonner tout ce qui a été dit jusqu'à présent.

Au surplus, connaissant moi-même depuis longtemps la véritable cause surnaturelle de la fièvre, j'ai constamment guéri par la foi évangélique et la prière tous les fiévreux qui m'ont consulté, et j'ai vu parfois l'accès interrompu et disparaître complétement lors même que le démon avait commencé son opération par les pieds, comme j'ai vu les mêmes résultats se manifester dans les attaques d'épilepsie qui commencent par le bout d'un orteil ou d'un doigt. Il suffit dans ce cas d'exhorter le fiévreux comme l'épileptique à mettre toute sa confiance en Dieu et à le prier avec foi et espérance de chasser le démon qui l'obsède, et qui a commencé de lui donner l'accès.

Je citerai maintenant, sur la fièvre, un seul fait parmi un grand nombre d'autres. Lorsque je formais dans l'hôpital Saint-Esprit, à Marseille, une congrégation de frères hospitaliers pour le service des pauvres aliénés, il y avait, dans la salle des fiévreux, un sous-officier des douanes atteint d'une fièvre intermittente qui lui donnait un violent accès tous les trois jours. M. Dugat, alors médecin en chef de cet hôpital, lui avait fait administrer inutilement, depuis deux ans que durait la fièvre, des quantités très considérables de kina et de kinine, et une multitude d'autres remèdes. Ce malade m'ayant demandé mon avis, je lui dis que le recours à Dieu, par la foi et la prière, était le seul et véritable remède pour obtenir sa guérison, par la raison que sa maladie avait une cause surnaturelle que je lui expliquai. Il fit d'abord un pélerinage à la chapelle de Notre-Dame-de-la-Garde, près Marseille, il s'y confessa, y entendit une messe, y communia, mais ne fut point guéri. Trois jours après, passant devant son lit sur les dix heures du matin, je lui demandai s'il avait son accès? Il me répondit : Non, mais je l'attends : il m'a déjà pris par les pieds.

—Eh bien ! lui dis-je alors, ayez recours à la prière avec foi et espérance et l'accès s'en ira de vos pieds, et vous serez guéri.

Il me crut, et ayant invoqué la miséricorde et la puissance de Dieu par la prière, l'accès disparut de ses pieds, et, dès lors, il se trouva complétement guéri : il sortit bientôt après de l'hôpital pour reprendre ses fonctions de douanier, qu'il avait discontinuées depuis deux ans, que la fièvre l'avait pris.

M. Dugat et ses confrères, médecins de l'hôpital, un peu confus, attribuèrent, comme c'est l'ordinaire, à l'imagination du malade, cette guérison surnaturelle et miraculeuse. M. Clot, maintenant devenu célèbre sous le nom de Clot-Bey, alors élève en chirurgie dans cet hôpital, fut témoin de cette guérison.

CÉSAR ET MAHOMET ÉPILEPTIQUES.

M. de Lamartine, dans l'histoire de César qu'il a publiée dernièrement, rapporte, d'après les historiens de l'antiquité, que César était épileptique et qu'il éprouvait de temps à autre des attaques de cette terrible maladie.

Mais Mahomet était aussi épileptique et il éprouvait, comme César, des accès de la même maladie.

Ce n'est pas tout : il y avait encore entre ces deux hommes, sous le rapport surnaturel, d'autres points de similitude.

En effet, César, outre le démon qui le rendait épileptique, était *inspiré*, *halluciné* surnaturellement par un autre démon qui le dirigeait dans tous les actes de sa vie, et César appelait ce démon, son *conseil*.

Mahomet également, outre le démon qui le rendait épileptique, était aussi *inspiré*, *halluciné* surnaturellement par un autre démon qui le dirigeait dans tous les actes de sa vie, et cet autre démon, il l'appelait l'*ange Gabriel*.

Le démon qui dirigeait César opérait dans son imagination et excitait vivement en lui son orgueil et son ambition ; il opérait en même temps dans son organe de la génération et y excitait une lubricité extrême.

Le but de ce démon fut de faire de César un
fou ambitieux, un maniaque sanguinaire et lubrique, couvert de crimes de toutes les espèces,
comme Alexandre dit le Grand; et ce même démon finit par le faire tuer par ses parents et ses
amis pour en faire un dieu après sa mort, et à
cet effet il ne manqua pas, la tragédie accomplie,
de lui faire ériger un temple où César était adoré
comme un dieu, avec des prêtres et des moines
pour servir son culte.

Le démon qui dirigeait Mahomet, et qui se disait l'ange Gabriel, opérait aussi dans son imagination et dans son organe de la génération. En
hallucinant son imagination et ses sens, le démon
qui le dirigeait eut pour but d'exciter son fana-
tisme et de faire de lui un prophète et un fondateur de religion; et en opérant dans son organe
de la génération, son but fut de provoquer sa lubricité, et de le porter à établir religieusement le
despotisme affreux et sanguinaire du cimeterre,
l'esclavage, la polygamie, la clôture forcée des
femmes et toute sorte de superstitions idolâtriques. C'est enfin le même démon qui lui dicta, par
inspiration surnaturelle, l'Alcoran qui a tant fait
verser de sang humain, qui a tant fait commettre
de brigandages, et qui fait encore en Orient le
fondement et la règle de la religion d'un très
grand nombre de croyants hallucinés, fanatisés et
démoralisés par les Esprits de malice répandus
dans l'air.

Je parlerai ailleurs du démon qui dirigeait et
hallucinait Socrate, et dont le but fut de faire de

ce philosophe un saint et un martyr de la *philo-
sophie*, et de fortifier en même temps l'oracle
d'Apollon qui l'avait déclaré *sage* et le culte
d'Esculape, dieu auquel Socrate halluciné, avant
de boire la décoction mortelle de ciguë, voulut
sacrifier dévotement un coq.

Socrate était non épileptique, mais extatique ;
mais l'extase, comme je l'ai déjà dit, n'est autre
chose qu'une variété de l'épilepsie. Du reste, le
démon qui hallucinait l'imagination de Socrate,
le travaillait aussi dans son organe de la génération, et le porta à exercer la polygamie en ne se
contentant pas d'une seule femme nonobstant son
extrême pauvreté. Au surplus, Minutius Félix,
dans son *Octavius*, appelle Socrate un *bouffon*.

Après tout, n'est-ce pas une honte pour l'espèce humaine de voir, encore maintenant, des
foules innombrables de pèlerins mahométans, et
les Arabes de l'Algérie, fanatisés et hallucinés
par les Esprits de malice répandus dans l'air,
partir de pays très éloignés, traverser à grands
frais et au milieu de toutes sortes de périls les
mers et les déserts, pour aller à la Mecque ado-
rer idolâtriquement les pierres du tombeau d'un
homme fou, halluciné, sanguinaire et lubrique,
décédé depuis des siècles? N'est-ce pas là une
des folies idolâtriques les plus absurdes que l'on
puisse imaginer?

Tout cela prouve combien les hommes de toutes les religions idolâtriques et de tous les pays
du monde, ont été et sont encore hallucinés par
les Esprits malins répandus dans l'air, les savants

comme les ignorants. Le seul et unique remède
à toutes les folies idolâtriques, c'est la pratique
pure et sincère de l'Evangile , de la *bonne nouvelle*. Je l'ai dit et je le répèterai toujours.

Quant à Berbiguier, *des farfadets* , dont les
athées et les matérialistes hallucinés se sont tant
moqués , il n'était ni aliéné, ni épileptique : il
était seulement atteint d'une obsession bouffonne
que les Esprits malins opéraient autour de lui
pour donner prise aux folles risées des athées, et
pour se moquer du médecin Pinel qui lui avait
prescrit, pour obtenir sa guérison, de lire les ou-
vrages de Sénèque le philosophe , et des grands
vicaires qui lui avaient conseillé de faire chaque
jour, pendant un mois, le pèlerinage de sept
églises de Paris ; ce qu'il accomplit exactement
et inutilement , l'obsession bouffonne ayant per-
sisté jusqu'à son décès. Cette obsession était ana-
logue à celle de la fille *électrique* qu'un médecin
amena à Paris il y a peu d'années, et qui fut pré-
sentée inutilement à Arago et à d'autres acadé-
miciens.

QUELQUES ANOMALIES ÉPILEPTIQUES.

Lorsque je fondai, à Paris, un hospice pour
les épileptiques et les idiots, rue des Postes, 24,
et maintenant transféré rue Oudinot, 21, et dé-
tourné frauduleusement de sa charitable et véritable destination, il y avait, rue du Regard, un
petit séminaire qui renfermait un bon nombre
d'élèves et dont M. l'abbé Poiloup était directeur,
L'un de ses élèves, âgé de seize ans et fils d'un

diplomate, fut atteint d'une anomalie épileptique qui le forçait à *marcher* en gesticulant des bras et des mains, avec délire complet, et ne s'arrêtant que contre les murailles qui mettaient obstacle à sa marche : il avait les yeux ouverts, mais il ne voyait pas. Pendant les accès, qui duraient la majeure partie de la journée, la possession était complète, et il n'avait nullement conscience de ce qui se passait en lui et autour de lui.

Les médecins, Pinier, Fizot et Récamier, l'avaient traité inutillement pendant plus d'un mois et avaient épuisé toute leur thérapeutique, lorsque M. l'abbé Poiloup vint me consulter. Après l'avoir entendu, je lui dis que son malade était atteint de possession épileptique, et que s'il voulait bien me l'envoyer dans une voiture, je le lui renverrais guéri quelques jours après.

Effectivement, ce malade me fut apporté dans mon hospice, alors rue des Postes, 24 ; mais voulant faire servir ce malade à l'instruction de mes élèves hospitaliers, je les prévins que je laisserais opérer le démon pendant trois jours, et que le quatrième jour, invoquant la puissance et la miséricorde de Dieu, je chasserais le démon qui produisait les accès d'épilepsie dans ce jeune malade, et qu'il se trouverait alors parfaitement guéri.

En effet, pendant trois jours tous les symptômes surnaturels de la maladie continuèrent à se manifester. Mais le quatrième jour, sur les sept heures du matin, je commandai au démon, au nom de Dieu tout puissant et miséricordieux, de quitter ce possédé, et le malade se trouva à l'instant parfaitement guéri, et put retourner, après quelques jours d'épreuve, sain et sauf d'esprit et de corps, à son séminaire.

Environ un mois après, un autre élève du même séminaire, âgé de vingt ans, originaire du Cantal, fut atteint d'une possession léthargique, variété de l'épilepsie. Il restait couché dans son lit, sans mouvement, les dents serrées, avec délire complet et insensibilité à toute espèce de douleur. Les mêmes médecins Pinier, Fizot et Récamier, employèrent encore inutilement, pendant huit jours, pour le guérir, tous les moyens de leur thérapeutique.

L'abbé Poiloup, voyant l'inutilité de leurs efforts, vint encore me consulter : il m'exposa les symptômes qui se présentaient dans ce malade, et me raconta les vains efforts que les médecins avaient faits pour le guérir. Voulant encore faire servir la maladie de ce jeune homme à l'instruction de mes élèves hospitaliers, je dis à M. l'abbé Poiloup de me le faire apporter le lendemain matin dans une voiture ; car c'était le soir et à la nuit ; — et je l'assurai que, d'après mon expérience et ma confiance en Dieu, je lui renverrais son malade parfaitement guéri dans la journée. Mais néanmoins, j'envoyai immédiatement deux de mes élèves hospitaliers, Régis Berlaët et Alexandre Pagès, pour soigner et veiller le malade pendant la nuit au séminaire.

Le lendemain matin, le malade me fut apporté dans une voiture, accompagné de mes deux hospitaliers. Je le fis déposer sur un lit de sangle improvisé dans la salle d'étude, au premier étage. Malgré tout, son état de possession complète et léthargique persévérait : il n'avait nullement conscience de ce qui se passait en lui et autour de lui : il y avait plus de huit jours que son estomac n'avait reçu ni boissons, ni aliments quelconques.

Quatre ou cinq heures après, vers l'heure de midi, mes élèves hospitaliers descendirent au réfectoire pour dîner. Je restai seul dans la salle d'étude pour soigner le malade. Pendant ce temps, le démon le quitta et il se trouva guéri. Mais il n'osait remuer ni donner signe de vie, tant il était étonné de ne pas se trouver dans sa chambre et dans son lit, croyant qu'il venait de dormir. Moi j'étais occupé à lire dans un coin de la salle. Ce ne fut que lorsque mes hospitaliers, étant revenus de leur dîner, s'approchèrent du malade, qu'il donna signe de vie, disant : J'ignore pourquoi et comment je me trouve ici, dans une maison que je ne connais pas et des personnes qui me sont toutes étrangères. Je vous prie de m'expliquer ce mystère qui m'étonne beaucoup. Je lui expliquai ce qui s'était passé en lui, et comme il se trouvait sain de corps et d'esprit, tout comme s'il avait passé quelques heures à dormir d'un sommeil naturel, je lui dis qu'il pouvait tranquillement retourner à son séminaire, en rendant grâces à Dieu de l'avoir délivré de l'état de léthargie dans lequel il était tombé.

A peu près vers la même époque, il y eut au grand séminaire Saint-Sulpice l'un des élèves de

ce séminaire, M. l'abbé de La Ferté, qui était
retenu au lit, depuis plus d'un mois, par une
forte et violente migraine qui l'affectait profon-
dément et que je considérai comme une anomalie épileptique. Les médecins de ce séminaire,
Récamier et Fizot, au lieu de le soulager par
leurs remèdes, ne faisaient qu'aggraver son mal.
Ayant fait une visite à l'abbé de La Ferté, que
j'avais vu à Aix, en Provence, quelques années
auparavant, je lui expliquai comme quoi un esprit malin s'était casé dans sa tête et lui donnait
le *haut mal*. Il me crut ; mais voulant faire servir
sa guérison à l'instruction de mes élèves hospitaliers, je l'engageai à se faire transporter, dans la
journée, à mon hospice, rue des Postes, 24, et,
dans ma confiance en Dieu, fondée sur mon expérience, je l'assurai qu'il serait délivré et guéri
complétement le lendemain matin. Il me pria
d'en parler aux supérieurs du séminaire et de
leur demander la permission de se faire transporter à mon hospice. Il me fallut leur donner quelques explications, et quoiqu'ils niassent, d'après
leur théologie, l'opération du démon dans la maladie de l'abbé de La Ferté, ils m'accordèrent la
permission de le faire transporter dans mon hospice de la rue des Postes. Le transport s'étant
effectué, je fis placer l'abbé de La Ferté dans un
lit qui se trouvait dans un cabinet, au second
étage. Mes élèves hospitaliers examinèrent les
symptômes de sa maladie diabolique : il leur raconta ses souffrances, et exprima son espérance
d'en être délivré. En effet, dès le lendemain, sur

les sept heures du matin, je fus le trouver dans
son lit, accompagné de mes élèves hospitaliers,
et ayant commandé, au nom de Dieu, au démon
qui l'obsédait dans sa tête, de le quitter, il fut
incontinent délivré et parfaitement guéri : il retourna le jour même à son séminaire, au grand
étonnement de ses supérieurs et de ses médecins.

Mais quelques jours après, ensuite de cette
guérison miraculeuse, un directeur et professeur
du séminaire d'Orléans, M. l'abbé Roy, qui se
trouvait aussi malade à l'infirmerie du même
séminaire Saint-Sulpice de Paris, vint me trouver
et me dit que depuis plusieurs mois il était affecté
de convulsions dans l'estomac qui le forçaient à
vomir les aliments et les boissons qu'il y intro-
duisait dans ses repas ; que les médecins du séminaire de Paris, Récamier et Fizot, comme ceux
du séminaire d'Orléans et d'autres médecins les
plus renommés qu'il avait consultés, n'avaient
fait qu'aggraver son mal au lieu de le soulager
et de le guérir. Je lui répondis que, d'après mon
expérience et les lumières que Dieu m'avait
données sur les maladies dont les véritables
causes étaient surnaturelles, j'étais assuré que la
maladie qui affectait son estomac et le forçait à
vomir les aliments et les boissons qu'il y ingérait,
était causée par un démon qui y avait établi
son siége. En conséquence, je lui donnai pour
conseil de jeûner au pain et à l'eau pendant un
mois, et que, par ce moyen, avec la confiance
en Dieu, il serait délivré de cette obsession, qui
n'était autre chose qu'une anomalie épileptique,

et qu'il serait parfaitement guéri. Il me crut,
il accomplit exactement le jeûne que je lui avais
conseillé, et au bout du mois il se trouva parfaitement guéri : il vint me remercier et retourna
reprendre ses fonctions au séminaire d'Orléans,
où je l'ai revu, il y a peu d'années, très bien
portant.

Je ne dirai rien ici des guérisons plus récentes
que j'ai obtenues et que j'obtiens constamment
lorsque la Providence divine m'en fournit l'oc-
casion ; il ne faut pas que l'intérêt ni la vanité
soient pour quelque chose dans les guérisons
véritablement miraculeuses : il ne faut jamais
oublier que le Christ, en donnant à ses disciples
le pouvoir de guérir les malades et de délivrer
les possédés. leur dit : *Donnez gratis ce que
vous avez reçu gratis.*

Dans tous les hospices d'aliénés que j'ai
fondés, j'ai obtenu, par la foi, la prière et le
jeûne, la guérison d'un très grand nombre de
malades et de possédés épileptiques, maniaques,
déments, idiots, etc., et les malades du dehors,
en Provence, en Auvergne et ailleurs, sont venus
quelquefois en foule, de tous les départements
environnants, et jusqu'à cinq ou six cents par
jour, pour me consulter, et chaque jour des
aveugles, des boiteux, des paralytiques, des fiévreux, etc., etc., retournaient chez eux parfaitement et miraculeusement guéris.

Au reste, je ne suis pas le seul à qui Dieu,
dans sa bonté et sa miséricorde, donne le pouvoir
de guérir les malades et de délivrer les possédés

Voici ce que m'écrit d'un département éloigné de la capitale un pasteur protestant rempli de zèle et de charité évangéliques :

« R..., ce 15 février 1856,

» Monsieur,

» C'est moi qui suis venu vous voir dans votre retraite, en novembre 54, pour vous parler de votre brochure sur *la folie et le délire;* vous m'avez autorisé alors à vous écrire : j'use de cette permission pour vous tracer ces lignes et pour vous annoncer l'envoi par la poste d'une petite brochure sur les miracles.

» J'ajoute avec joie que les principes avancés sont justifiés autour de nous par des faits nom-, breux : *les malades sont guéris, les possédés sont délivrés.*

» Ces signes de la présence de Dieu ont produit dans nos âmes de bons fruits, selon la règle. (Mathieu, **11**, v 21). Ne livrez pas mon nom à la publicité. »

FIN.

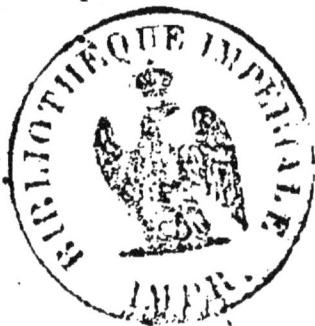

Paris.—Imprimerie de DUBUISSON et Cᵉ, rue Coq-Héron. 5.